BEI GRIN MACHT SICH IHR WISSEN BEZAHLT

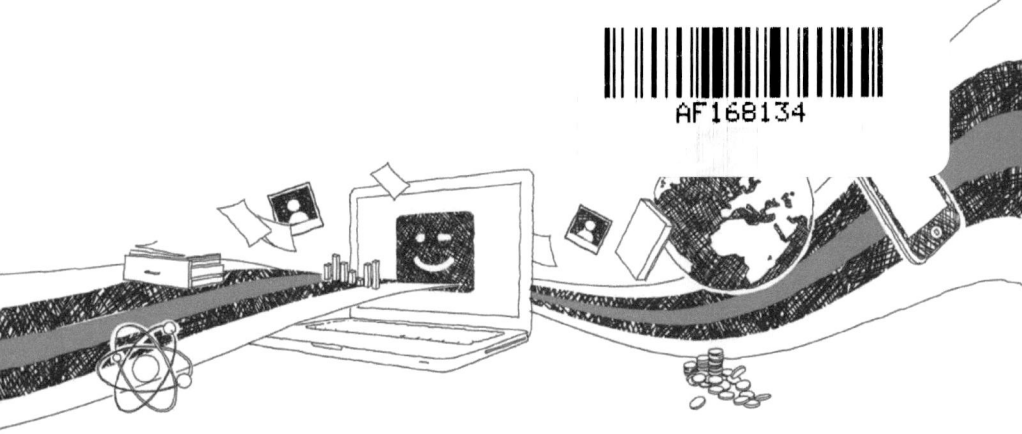

- Wir veröffentlichen Ihre Hausarbeit, Bachelor- und Masterarbeit

- Ihr eigenes eBook und Buch - weltweit in allen wichtigen Shops

- Verdienen Sie an jedem Verkauf

Jetzt bei www.GRIN.com hochladen und kostenlos publizieren

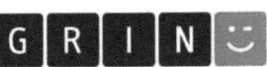

Präventions- und Gesundheitsmanagement. Trendforschung und Ideengewinnung

Nina Arends

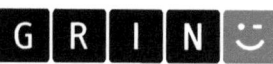

Bibliografische Information der Deutschen Nationalbibliothek:

Die Deutsche Nationalbibliothek verzeichnet diese Publikation in der Deutschen Nationalbibliografie; detaillierte bibliografische Daten sind im Internet über http://dnb.d-nb.de abrufbar.

ISBN: 9783346724984
Dieses Buch ist auch als E-Book erhältlich.

© GRIN Publishing GmbH
Nymphenburger Straße 86
80636 München

Druck und Bindung: Books on Demand GmbH, Norderstedt Germany
Gedruckt auf säurefreiem Papier aus verantwortungsvollen Quellen

Das Buch bei GRIN: https://www.grin.com/document/1275451

Deutsche Hochschule für

Prävention und Gesundheitsmanagement

Hermann Neuberger Sportschule 3

66123 Saarbrücken

Projektarbeit

Name, Vorname	Arends, Nina
Modul	Marketing und Vertrieb II
Studiengang	Prävention- und Gesundheitsmanagement
Datum Präsenzphase	02.02. – 04.02.2021
Studienort	Köln
Arbeitsgruppe	Individualleistung
Gruppenarbeit/Aufgabenstellung	**Eigenständige Prüfungsleistung**

Inhaltsverzeichnis

1 TRENDFORSCHUNG

Das erste Kapitel beschäftigt sich mit der Idee, in den Gesundheitsmarkt zu investieren. Es gilt, vor allem die Krisen als Chancen zu nutzen und in Zeiten wie diesen weiter zu wachsen sowie die Risikominimierung zu begünstigen. Dabei spielen die möglichen potenziellen Zukunftsfelder und die dafür angewendeten Methoden der Trend- und Zukunftsforschung eine große Rolle.

1.1 Potenzielle Zukunftsfelder

Zu den folgenden vier thematischen Zukunftspotenzialen aus der Aufgabenstellung werden bisher nicht genannte Inhalte recherchiert und dargestellt.

Themenfeld 1: „Gesundheit der Menschen"

Demografische Entwicklungen führen zu weiteren Ansprüchen in der Präventions- und Gesundheitsförderung. Dabei muss überlegt werden, welche Dienstleistungen und Produkte die Entwicklung und Stabilisierung eines Healthstyles des Menschen unterstützen. <u>Mögliche neue Inhalte:</u>

1. Ein „noch lange nicht ausgeschöpfter Markt" (Ärzteblatt, 2018) ist der m-health-Bereich. Dabei geht es um die Unterstützung von medizinischen Verfahren und Maßnahmen der Gesundheitsfürsorge durch Geräte wie Smartphones, Tablets etc. Besonders zu erwähnen ist hier die Möglichkeit zur Verbesserung der Kommunikationswege und somit zur Zeitgewinnung der involvierten Menschen.

2. Ein Lebenskonzept namens „slow-life" soll den Alltag ein wenig entschleunigen und die Hektik beseitigen. Das Erlebte soll wieder mehr wahrgenommen und geschätzt werden (youthreporter, 2017).

3. Neue Fitnesskonzepte durch die Digitalisierung oder etwa am Beispiel von ganzheitlich problemlösenden neuen Strategien durch die Coronasituation. Das Homeworkout nimmt zu. Angebot und Nachfrage steigen stetig für die digitalen Angebote.

Themenfeld 2: „Freizeit der Menschen"

Die Menschen in Deutschland haben so viel Freizeit wie noch nie. Dabei muss überlegt werden, welche Dienstleistungen und Produkte als attraktive Freizeitbeschäftigungen und -angebote wahrgenommen werden können.

Mögliche neue Inhalte:

1. VirtualReality-Angebote können noch deutlich erweitert werden. Die Spielekonsolenhersteller sind in diesem Bereich bereits tätig. Hier könnte noch viel mehr entstehen, um das virtuelle Erleben noch viel mehr als Realität wahrnehmen zu können.

2. Digitale Medienwelt als Informationsgeber mehr erweitern. Der Medienkonsum hat sich bei den über 55 Jährigen in den letzten Jahren verdreifacht. Sie lesen Zeitschriften und Zeitungen vermehrt digital (freizeitforschung.at, 2016).

3. Weitere mögliche Produkte könnten auch Orte darstellen, an denen man sich mit Menschen trifft, die freiwillig in ihrer Freizeit über innovative Ideen für die Zukunft sprechen wollen und gemeinsam Prototypen entwickeln wollen. Das Konzept ließe sich aber auch in einem digitalen Raum in einer Forschungsapp für neue Ideen etablieren.

Themenfeld 3: „Arbeit der Menschen: New York"

Das Verständnis und der Stellenwert von Arbeit haben sich grundlegend verändert: Es ist notwendig, kompetente Mitarbeiter langfrisitig an die Unternehmen zu binden. Verschiedene Sport und Gesundheitsangebote sind Maßnahmen, mit denen Mitarbeiter motiviert werden sollen. Dabei muss überlegt werden, welche Dienstleistungen und Produkte dabei helfen können:

Mögliche neue Inhalte:

1. Die Unternehmen können mehr Vertrauensarbeitszeit oder flexiblere Arbeitszeiten anbieten. Dadurch entsteht auch das Gefühl, dass sich der Mensch die Zeit selbst einteilen kann und er fühlt sich vom Arbeitgeber nicht unter zeitlichen Druck gesetzt.

2. Variable Arbeitsplätze sorgen für ein Freiheitsgefühl und geben dem Arbeitgeber Raum für mehr Kreativität. Vor allem Büromitarbeiter/innen könnten zum Beispiel durch eine firmeninterne Software nach einer bestimmten gesessenen Zeit aufgefordert werden, den Arbeitsplatz zu wechseln.

3. Die Unternehmen könnten ähnlich wie Krankenkassen mit Belohnungssystemen arbeiten. Das heißt, Mitarbeiter, die etwas aktiv für Ihre Gesundheit tun (zum Beispiel mit dem Fahrrad zur Arbeit fahren), werden dafür "belohnt".

Themenfeld 4: „Faktor Sport"

Hier muss überlegt werden, mit welchen Dienstleistungen und Produkten der aktuelle und der zukünftige Leistungs-, Breiten- und Freizeitsport bereichert werden kann.
Mögliche neue Inhalte:

1. Vor allem im Bereich des Leistungssports fehlen noch einige Produkte (z.B. in Form von einer App), die es zulassen, sich öffentlich mit anderen Leistungssportlern zu messen. Sich den ersten Platz zu ergattern oder eine bessere Leistung abzugeben als andere, ist für viele Menschen ein treibender Motivationsfaktor.

2. Ebenfalls in Form von einer App könnte sich eine Dienstleistung für Leistungssportler und Sponsoren etablieren lassen. Das heißt, eine Plattform, in der sich Leistungssportler anmelden, die einen Sponsoren oder einen Verein suchen.

3. Auch für die Rolle des Zuschauers gibt es noch einige Inhalte, die es so noch nicht gibt. Beispielsweise könnte man bei Bundesligaspielen die Option anbieten, selbst die gewünschte Kameraperspektive zu schalten, da ohnehin mehrere Kameras gleichzeitig aufnehmen. Somit wäre der Zuschauer vor dem Fernseher durch eine interaktive Handlung direkt miteinbezogen.

Folgend betrachte ich das erste Themenfeld, die Gesundheit des Menschen, als das, welches für Innovationen nicht offener sein könnte als heute.
Durch die Coronakrise wird die Gesundheit des Menschen noch mehr als Bedürfnis und höchstes Gut wahrgenommen. Die Gesundheit ist zwar nicht alles, aber ohne Gesundheit

ist alles nichts. Dies wird den Menschen in solchen Krisenzeiten natürlich wieder bewusst und umso eher besteht ein Anreiz, etwas ändern zu wollen. Diese Zeit kann nämlich auch als Chance genutzt werden. Gerade im Bereich der Präventions- und Gesundheitsförderung lässt sich ein riesiger Raum für neue Produkte und Dienstleistungen erkennen. Nach einer Recherche über die neuesten Trends zum Thema Gesundheit lassen sich einige prägnante Merkmale festhalten. Die Produkte und Dienstleistungen müssen aktuell und in der Zukunft für die Menschen neu, intelligent, leistungsstark und strukturverändernd sein.

1.2 Trendkategorien

Im Folgenden werden die Trendkategorien grafisch dargestellt und in ihren wesentlichen Kategorien charakterisiert.

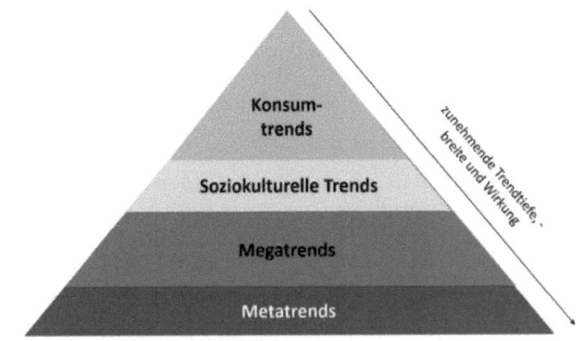

Abb.1: Trendkategorien (nach Duncker & Schütte, 2018, S.8)

Charakteristika der Trendkategorien	
Konsumtrends	-beschreiben Veränderungen im Konsumentenverhalten. -verlaufen in der Schiene von Marktzyklen, gesellschaftlichen Wandeln, sowie Produkten und Moden. -Hintergrund ist meistens ein übergeordneter soziokultureller Trend z.B. Bio-Produkte.
Soziokulturelle Trends	-beziehen sich auf Lebensgefühle und Sehnsüchte der Menschen.

	-oft drücken sich damit Defizite aus, die in der gesellschaftlichen Entwicklung zum Vorschein kommen z.b. Ökologische Orientierung.
Megatrends	-dauern mindestens 30-50 Jahre
	-haben tiefgreifende Auswirkungen auf alle Lebensbereiche.
	-weisen grundsätzlich auf globalen Charakter auf und vertragen auch vorübergehende Rückschläge z.b. Globalisierung, demografischer Wandel, Gesundheitsorientierung.
Metatrends	-weisen einen großräumigen und universellen Charakter auf.
	-innerhalb des Metatrends entfaltet und organisiert sich alles andere z. B. Naturgesetze, Evolution, Trend zur Komplexität.

Tab.1: Charakteristika der Trendkategorien (eigene Darstellung nach Horx, Huber, Steinle und Wenzel, 2007, S.30-31 und Deckers & Heinemann, 2008, 56 ff.)

Das Themenfeld „Gesundheit der Menschen" gehört eindeutig zu der Kategorie des Megatrends. Demografische Entwicklungen führen hier zu weiteren Ansprüchen in der Prävention- und Gesundheitsforschung und ist somit geprägt von „Rückschlägen", da diese erst zum Wandel und zu Verbesserungen führen.

Um herauszufinden, ob sich mögliche Ideen zu einer brauchbaren Dienstleistung oder einem Produkt etablieren lassen, werden Methoden zur Trend- und Zukunftsforschung angewendet. Die Trendforschung ist ein Instrument, das den Wertewandel in der Gesellschaft bereits im Stadium seines Entstehens erkennen und ergründen soll (Godenschwege, 1997, S.1).

In diesem Falle wurde die Kontextanalyse verwendet. Da diese erlaubt, eine Thematik aus vielen unterschiedlichen Blickwinkeln zu betrachten. Nach Horx (2010, S.30) ist die Kontextanalyse unterteilt in zwei Schritte. Der erste Schritt ist das "Monitoring", in dieser Phase werden Zeitungen, Internet etc. analysiert, um möglichst viele „schwache Zeichen" zu finden. Der zweite Schritt ist die der „wild card", in dieser Phase werden unerwartete Ereignisse betitelt, die eine geringe Wahrscheinlichkeit haben, deren Eintreten jedoch starke Veränderungen mit sich ziehen würden.

2 IDEENGEWINNUNG

Das zweite Kapitel beschäftigt sich mit der Ideengewinnung. Im Folgenden werden 15 Ideen für mögliche Produkte und Dienstleistungen im Themenfeld „Gesundheit der Menschen" mit Hilfe der "Brainwriting"-Methode aufgeführt und dargestellt.

Ideengewinnung (15 entwickelte Ideen)	
Beschreibung der Vorgehensweise: Ideengewinnung mit Hilfe der Brainwriting-Methode. Auf einem A4 Blatt mit der Aufschrift „Ideen für Produkte/Dienstleistungen zum Thema der Gesundheit der Menschheit". Aufgeteilt in 15 Kästchen (3 Spalten, 5 Zeilen)/ 5 Mitarbeiter und ich schreiben je 3 Ideen in die Spalten/ alle 5 Minuten wurden die Blätter im Uhrzeigersinn gleichzeitig weitergereicht/ der nächste versucht, die bereits genannten Ideen aufzugreifen und zu ergänzen/ dies geschieht so lange, bis die Zettel wieder bei den Urhebern angekommen sind/der Urheber überarbeitet seine ergänzten Ideen/ entsprechend sind die 15 entstandenen Ideen hier aufgeführt.	
Idee-Nr.	**Erläuterung/Begründung**
1	Eingepflanzter Chip unter der Haut z.B. am Fußgelenk, der mit einer App ausgelesen werden kann und den derzeitigen Stand über Anzahl der Schritte, Schlafqualität, Puls, Blutdruck, Blutzucker, Sauerstoffsättigung, Info über aktuelle Trainingseinheit etc. angibt./Vor allem für Diabetiker praktisch und für Menschen, die beispielsweise nicht gerne permanent die Fitnessuhr am Handgelenk tragen wollen.
2	Pille gegen Übergewicht, die in den Fettstoffwechsel eingreift und genommen werden kann, bevor oder nachdem der Kalorienbedarf an dem Tag überschritten wurde und generell genommen werden kann, wenn deutlich Übergewicht vorhanden ist./Praktisch für Menschen, die sich wenig bewegen (müssen/können) und auch nachweisbar eine Fettstoffwechselerkrankung haben.
3	Nanobots zur gezielten Muskelfaserzerstörung und damit zum gezielten Mukelaufbau. Sehr präzises Zerstören von Muskelfasern durch Nanobots, die sich über eine Software durch den Körper steuern lassen. Zudem lassen sie bei Eingriff einen Stoff frei, der dafür sorgt, dass wir den Schmerzreiz der Faserzerstörung nicht spüren. Den Muskelkater am nächsten Tag spüren wir allerdings trotzdem./ Gezieltes BodyTuning zum Ausführen des individuellen körperlichen Wohlbefindens.
4	Eine App, die ein erhöhtes Stresslevel anhand deines Fitnesstrackers erkennt und dich um sofortige Atemübungen mit Anleitung bittet./Die Menschen merken oft selbst nicht, dass sie in Stresssituationen sind und könnten es dadurch vermeiden, indem wir uns rechtzeitig versuchen zu „besinnen", um dadurch körperliche Stresszustände und dessen Folgen zu minimieren.
5	Nanobots zur gezielten Reparierung/Reinigung der Zellen. Kleine Miniroboter, die durch unsere Arterien fließen, um diese von gefährlichen Ablagerungen zu befreien./ Für

	alle Menschen ein gutes Gefühl, ein gesundes Herz-Kreislauf-System zu unterstützen. Vor allem Cholesterinpatienten würden sich an dieser Umsetzung erfreuen.
6	Beleuchtungssystem in den eigenen vier Wänden in jedem Raum, abgestimmt auf Jahreszeit und Tageszeit, um den natürlichen Rhythmus zwischen Natur und Mensch wiederherzustellen./Den Menschen in seinem erlebten Tagesrhythmus durch Farbe und Sättigung des Lichts unterstützen.
7	Raumdufttherapie in den eigenen vier Wänden, automatisch gekoppelt mit dem persönlichen Kalender im Smartphone, Tablet etc. Anhand des Tagesablaufs oder selbst eingegebener Stimmung geben die vernetzten Duftzerstäuber Zuhause einen Duft ab, sodass sie für bessere und passendere Stimmung sorgen können. Zum Beispiel vor dem Schlafen gehen ein beruhigender Lavendelduft./ Diese Dufttherapie ist für das seelische und damit auch psychische Wohlbefinden des Menschen eine wertvolle Möglichkeit.
8	Ein Kissen, welches die Atemfrequenz aufzeichnet und als Schnittstelle für Sauerstoffmaskengeräte dienen kann. Atemaussetzer und geringe Sauerstoffsättigung werden erkannt und das Gerät kann Sauerstoff abgeben, sobald benötigt./Menschen, die zum Schnarchen neigen, können damit herausfinden ob sie auch Atemaussetzer während des Schlafes haben. Menschen, die auf Sauerstoffzufuhr angewiesen sind, können in der Nacht sicher sein, dass sie nur dann Sauerstoff und im absoluten Anpassungsverhältnis bekommen.
9	Rauchentwöhnung durch Nikotinpumpe (ähnlich wie Insulinpumpe), die kontinuierlich und über einen gesetzten Zeitraum immer weniger des Nervengifts in die Blutbahn steuert./ Rauchentwöhnung und somit Gesundheit zurückerlangen.
10	Eine „BodyBox" für ambulante Analysen zur Untersuchung der körperlichen Fitness, ohne nötiges Personal, video- und chatgesteuerte Software./Für fitness- und leistungsorientierte Menschen ein immer verfügbarer Blick auf den aktuellen Leistungsstand.
11	Ideale Ernährung anhand Genanalyse/Individuelle Ernährung nach DNA-Test, folglich werden die Lebensmittel für diesen DNA-Typen in einer dazugehörigen App angezeigt, man erhält Rezeptvorschläge und Einkaufsmöglichkeiten über einen Onlineshop./ Menschen, die nicht wissen, wie ihr Körper auf die Makronährstoffe reagiert und welche sie am ehesten verstoffwechseln, können ihre Körperzusammensetzung damit optmieren und sich wohler fühlen.
12	Hormon-Implantat für Bodybuilder./Zur Überwachung und Sicherstellung des richtigen Hormonverhältnisses, um optimale Ergebnisse im Muskelaufbau zu haben.
13	TO GO Inhalator mit ätherischen Ölen im praktischen Format, um die Schleimhäute gerade im Winter weiterhin feucht zu halten, um Grippen und Erkältungen entgegenzuwirken./ Zudem kann es als Raucherentwöhnung bzw. Rauchersatz benutzt werden, welches dann zusätzlich sogar noch gesund ist.
14	Eine Einkaufslistenapp, die sich anhand deiner Einkaufshistorie merkt, welche Produkte du häufig und gerne kaufst. Daraufhin kann die App jederzeit die Informationen herausgeben, in welchem Einzelhandel der Preis für das Produkt am niedrigsten ist und wann

	die letzte Lieferung in die Regale eingeräumt wurde (Frischehinweis)./Der Konsument fühlt sich ohne persönlichen Berater gut informiert, erhält die Lieblingsprodukte zum günstigsten Preis und kann auch in der Frischequalität selbst entscheiden.
15	Krafttrainingsgeräte, die sich individuell adaptiv selbst voreinstellen nach Eingabe des eigenen Profils und einer Haltungsaufnahme in der dazugehörigen Software./Vor allem in der heutigen Zeit, in der viele Menschen vermehrt ohne professionelle Anleitung Zuhause trainieren, kann dieses Produkt langfristig das Verletzungsrisiko minimieren.

Tab.2: Ideengewinnung (eigene Darstellung)

In den folgenenden Kapiteln wird die Idee-Nr. 7 weiterentwickelt. Sie erscheint einfach umsetzbar, größtenteils neu, sehr realistisch, Mehrwert bringend und intelligent. Weitere Begründungen erfolgen in der Selektions- und Bewertungsarbeit im dritten Kapitel.

3 SELEKTION UND BEWERTUNG

Um effizient und effektiv Innovationsmanagement zu betreiben, sollte zuvor eine Vielzahl an Ideen gewonnen werden (siehe Kapitel 2), um sich dann auf die Ideen mit den besten Erfolgsaussichten zu konzentrieren. Als Methode zur Ideengewinnung wurde das Brainwriting herangezogen.

Nach Vahs & Burmester (2005, S. 169-170) gelten für diese Methode folgende Vor- und Nachteile:

Vorteile

- Keine Gruppenanleitung notwendig
- Wird von Praktikern als seriöser empfunden
- Einfach zu lernen und kostengünstig
- Anonymität möglich

Nachteile

- Schreiben als Hemmfaktor
- Keine anregende Diskussion
- Keine Rückfragen möglich

Im Folgenden werden die Ideen zur genaueren Analyse anhand mehrerer Trendkriterien mit Hilfe eines Scoring-Modells und einem Punktbewertungssystem bewertet. Zuvor wurden die wichtigsten Kriterien innerhalb der Gruppe festgelegt und in ihrer Wichtigkeit (von 1 = unwichtig/niedrig bis 10 = entscheidend wichtig/hoch) bewertet, sodass jede Idee am Ende einen Gesamtscore erhält. Der höchste Score entscheidet, welche Idee weiterbearbeitet wird.

Scoring-Modell / Punktebewertungssystem								
Kriterien	realistisch	Leistbar (zeitlich)	Mehrwert bringend	intelligent	neu	Leistbarer Kostenaufwand	Σ	Rang
Gewichtung	10	9	10	8	9	9		
Idee 1	7	7	7	8	8	7	402	10
Idee 2	8	7	7	7	8	6	316	15
Idee 3	5	6	10	10	10	5	332	14
Idee 4	10	10	7	8	8	10	390	12 u 13
Idee 5	5	6	10	10	10	5	390	12 u 13
Idee 6	10	9	9	10	7	10	414	9
Idee 7	10	9	9	10	9	10	525	1
Idee 8	8	8	8	8	10	8	474	2
Idee 9	10	9	8	9	8	9	440	7
Idee 10	10	9	8	8	8	8	453	03 u 04
Idee 11	10	8	9	10	7	8	444	05 u 06
Idee 12	10	8	8	9	9	8	453	03 u 04
Idee 13	10	9	8	9	7	8	444	05 u 06
Idee 14	10	7	8	9	8	7	420	8
Idee 15	10	8	8	9	6	6	391	11

Abb.2: Scoringmodell/ Punktebewertungssystem (eigene Darstellung)

Nach Anwendung des Scoringmodells lässt sich ableiten, dass die Idee Nr. 7 am ehesten das Potenzial einer innovativen Idee entspricht.

Laut Trommsdorff & Steinhoff (2007) ist ohne die Entwicklung von Ideen keine Innovation möglich. Dabei ist wichtig zu betonen, dass die alleinige Ideenproduktion nicht ausreichend ist. Die Ideen müssen zwingend selektiert und bewertet werden. Die Abbildung 3 zeigt einen Produktinnovationsprozess.

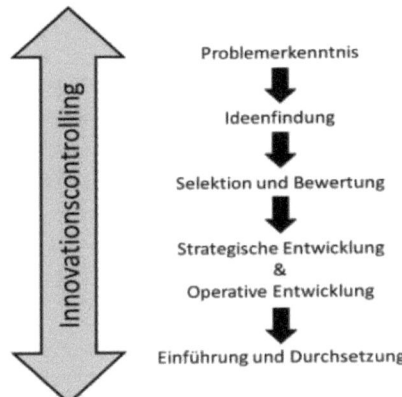

Abb.3: Produktinnovationsprozess (modifiziert nach Vahs & Burmester, 2005, S.136)

Andernfalls kann eine falsch ausgewählte Innovationsidee zu hohen Folge- und Opportunitätskosten führen. Eine Ideenentwicklung ist mit hohen Kosten und Personalauslastung verbunden und sollte deshalb frühzeitig hinsichtlich ihrer Erfolgschancen vorsortiert werden (siehe Abbildung 2).

Anschließend wurde die höchstbewerteste Idee mit Hilfe einer Checkliste innerhalb der Arbeitsgruppe untersucht, um nochmals die Ideenrentabilität zu überprüfen (Tab.3).

Checkliste für Ideen

Angewendet auf Idee Nr.7:

Eine Raumdufttherapie in den eigenen vier Wänden. Installierbar in allen Wohnräumen.Die Automatik (die anzubringenden Duftspender) können und sollten sich automatisch mit dem persönlichen Kalender im Smartphone, Tablet etc. verbinden. Anhand des Tagesablaufs/Art der Termine oder selbst eingegebener Stimmung geben die im Heimnetzwerk vernetzten Duftzerstäuber Zuhause einen auf die Stimmung voreingegebenen Duft ab, sodass sie für bessere und passende Stimmung sorgen können. Zum Beispiel kann vor dem Schlafen gehen automatisch ein beruhigender Lavendelduft abgegeben werden. Diese Dufttherapie ist für das seelische und damit auch psychische Wohlbefinden des Menschen eine wertvolle Möglichkeit Ruhe und Zufriedenheit im hektischen Alltag zu finden.

Wurde eine Trendforschungsmethode eingesetzt ? In diesem Falle wurde die Kontextanalyse verwendet. Da diese erlaubt, eine Thematik aus vielen unterschiedlichen Blickwinkeln zu betrachten. Nach Horx (2010, S.30) ist die Kontextanalyse unterteilt in zwei Schritte.

Schritt 1: Das "Monitoring", in dieser Phase wurden Zeitungen, Internet etc. analysiert, um möglichst viele „schwache Zeichen" zu finden. Hierbei ergab die Recherche, dass es nur einige ähnliche Produkte auf dem Markt gibt, diese aber nicht den Sinn des Automatismus oder einer Duftwahl entsprechen. Das

---

heißt, bestehende Produkte bieten derzeit lediglich an, dass ein Raum nach irgendeinem einzigen Duft (besser) riecht. Alleinstellungsmerkmal ist hier vor allem die digitale Vernetzung der Geräte.

Schritt 2: Der zweite Schritt ist die der „wild card", in dieser Phase werden unerwartete Ereignisse betitelt, die eine geringe Wahrscheinlichkeit haben, deren Eintreten jedoch starke Veränderungen mit sich ziehen würde. Es kann passieren, dass vorhandene Produkthersteller bereits an dieser Ideenumsetzung arbeiten und vor der eigenen Entwicklung mit dem Produkt Marktführer werden. Dabei ist aber zu beachten, dass man das vorhandene Produkt erweitert innerhalb seines Nutzens und Mehrwertes.

Wurde genügend recherchiert ? Ja, es wurden sowohl umfangreiche Online-Recherchen als auch Prospekte zu diesem Produkttyp analysiert.

Wurde der Innovationsprozess eingehalten ? Ja. **1.Problemerkenntnis:** Raumdüfte müssen aktiv hervorgerufen werden, also es muss daran gedacht werden und auch jedes Mal überlegt werden, welchen Duft man wählt, um in die gewünschte Stimmung zu kommen. Meistens ist zudem nur ein Duft möglich und richtet sich nicht automatisch an die jeweiligen Bedürfnisse. **2.Ideenfindung:** Ja, siehe Kapitel 2. **3.Selektion und Bewertung:** Ja, siehe Kapitel 3. **4.Strategische und Operative Entwicklung:** Im Rahmen der Phase der strategischen Entwicklung erfolgt die Zielgruppenfestlegung (Marktsegmentierung), sowie die Imagegestaltung (Positionierung). Die Phasen der operativen Entwicklung sind dann durch Funktions- und Markttests mögliche Akzeptanzkarrieren für die Innovationsideen auszumachen. Die beiden Phasen finden ihre Bedeutung in den nächsten Kapiteln. **5. Einführung und Durchsetzung:** Nach Trommsdorff & Steinhoff (2007) sind die Erfolgsaussichten von Innovationen bei der Markteinführung sehr gering aufgrund des zunehmenden Innovations-Konkurrenzdrucks, der oft gesättigten Märkten und rasanten technologischen Entwicklungstempos unterliegt. Das Thema der Einführung und Durchsetzung wird in den nächsten Kapiteln noch spezifischer behandelt.

Löst das Produkt/ die Dienstleistung ein Problem ? Ja, sie löst das Problem, indem eine Entscheidung abgenommen werden kann und sich automatisch um das mentale Wohlfühlen gekümmert wird, ohne selbst zwingend aktiv zu werden. Zudem erfüllt es den Wunsch nach Variabiltät und Entscheidungsfreiheit.

Ist das Produkt/ die Dienstleistung aus dem roten oder blauen Ozean ? Die Idee als ganzheitliches Produkt betrachtet, stellt eher eines aus dem blauen Ozean dar, da es dieses Produkt noch nicht gibt. Es gibt nur ähnliche Produkte, die allerdings weitaus nicht das bieten, wie diese Produktidee.

Erfüllt das Produkt/ die Dienstleistung die allgemeinen Trendkriterien ? Das ganzheitliche Produkt entspricht einer neuen Idee, es ist leistungsstark durch die technische Innovation/Digitalisierung und Synchronisierung. Das macht es wiederum auch intelligent und strukturverändernd.

Knüpft das Produkt/ die Dienstleistung an die Trends von Unternehmen ? Ja, es knüpft vor allem an die soziokulturellen Trends an. Diese beziehen sich auf Lebensgefühle und Sehnsüchte von Menschen. Sie haben Auswirkungen auf die Konsum- und Produktwelten der Lebensgestaltung, Ernährung, Wohnraum etc.. Dabei bietet das Produkt den potenziellen Kunden eine individuelle und maßgeschneiderte Problemlösung. Durch Produkt- und Dienstleistungskombination wird dabei ein Mehrwert erzielt.

Tab.3: Checkliste für Ideen (eigene Darstellung)

Abschließend sollte noch erwähnt werden, dass es zu Problemen bei der Ideenbewertung kommen kann, die es zu verhindern gilt. Dabei geht es vor allem darum, die Ideen nicht zu schnell zu bewerten, nicht zu oberflächlich zu behandeln, das heißt, den originellen Kern zu nutzen und offenzulegen. Desweiteren besteht die Gefahr der Nichtberücksichtigung strategischer Kriterien und der Bewertungsmethoden von Innovationsideen. Diese sollten zwar mit wirtschaftlichen und technologischen Kriterien bewertet werden, aber nicht zu restriktiv.

4 ZIELGRUPPENFINDUNG

Das vierte Kapitel beschäftigt sich mit der Funktionsweise des Neuromarketings und damit mit der Zielgruppenfindung. Im Folgenden werden sowohl klassische als auch neuste Ansätze bei der Kundensegmentierung und in der Zielgruppendefinition behandelt. Nach Eckert (2005, S.27-28) ist eine klar definierte Zielgruppe wichtiger als kapitale Werte, denn Kundensegmente werden nicht nur immer kleiner, sondern die Kunden auch immer flexibler.

4.1 Emotionssystem nach Häusel

Nach Häusel (2010, S.29) werden die Motiv- und Emotionssysteme im Hypothalamus und im Stammhirn verwaltet. Dabei ist das Stammhirn für die Aufrechterhaltung des emotionalen und physiologischen Gleichgewichts verantwortlich und integriert Außen- und Inneninformationen aus dem Körper zu einem Gesamtbild. Die Motiv- und Emotionssysteme laufen dann im limbischen System zusammen. Im Zentrum der Emotionssysteme stehen die in uns einprogrammierten Vital-Bedürfnisse wie Schlaf, Nahrung und Atmung, welche das Leben der Menschen bestimmen. Laut Häusel (2010, S.31) gibt es neben den Vitalbedürfnissen drei weitere große Emotionssysteme in unserem Gehirn: das Balance-, Dominanz- und Stimulanz-System, die so genannten „limbischen Instruktionen". Die folgende Abbildung stellt das Emotionssystem dar.

14

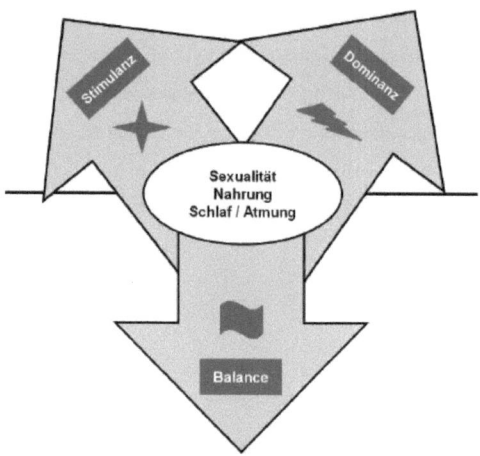

Abb.4: Emotionssysteme (modifiziert nach Häusel, 2010, S.31)

Alle menschlichen Entscheidungen zielen auf die Erfüllung dieser in der Abbildung dargestellten limbischen Instruktionen ab. Die Erfüllung ist demnach rational, weil damit altbewährte Regeln erfüllt werden. Die limbischen Instruktionen jedoch werden von mehr oder weniger starken Emotionen begleitet. Das bedeutet, dass Emotion und Ratio untrennbare Grundelemente des menschlichen Daseins sind. Entscheidungen sind somit immer von rationalen und emotionalen Prozessen geprägt.

Im Hinblick auf die Idee der Raumdufttherapie finden die Emotionssysteme der Stimulanz und der Balance eine große Bedeutung. Die Bereiche der Stimulanz und der Balance werden geprägt durch unterschiedliche Emotionen. Folgende Emotionen können beispielsweise aus den Bereichen Stimulanz und Balance zu einer Kaufentscheidung des Produktes führen:

- Sinnlichkeit (aufgrund des Genussaspekts durch den olfaktorischen Sinneskanal) und alles, was daraus resultiert → individuelle persönliche Erfahrungen, die mit Emotionen verknüpft sind
- dadurch das Gefühl von Sicherheit
- dadurch das Gefühl von Geborgenheit
- dadurch das Gefühl von Leichtigkeit
- dadurch das Gefühl von Genuss und sich dem Träumen hingeben

15

4.2 Typologie nach Häusel

Es gibt zahlreiche Typologien von Interessenten und Kunden. Dabei stellt eine Möglichkeit zur Typologisierung die Reflektion auf die unterschiedlichen Motiv- und Emotionssysteme des Menschen dar. Das Wissen über das Persönlichkeitsprofil des Konsumenten ist bedeutend im Marketing, aber auch im Verkauf eines Produktes oder einer Dienstleistung. Schaut man sich nun die Einordnung der Kaufmotive/die Typologie nach Häusel an (Abbildung 5), ist die Wunschzielgruppe der „Genießer" für die Produktidee zu definieren.

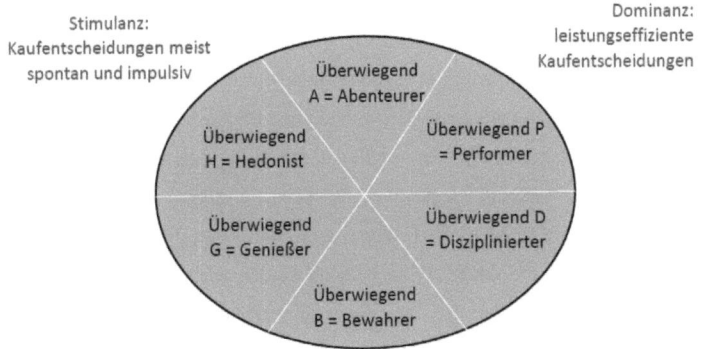

Abb.5: Einordnung der Kaufmotive (modifiziert nach Häusel, 2005, S.93)

Die Gruppe der Genießer befindet sich im Emotionssystem zwischen der stimulanz- und balancegeprägten Kaufentscheidung. Diese hat etwa einen Bevölkerungsanteil von 22 % und hat ein starkes Verlangen nach Produkten, welche Genuss und Erlebnis versprechen. Dabei sollte diese Wunschzielgruppe folgende Merkmale aufweisen:

- Fantasieoffene Lebensführung (weltoffene Lebenseinstellung)
- Genussoffene Lebensführung (Sinnesverfügung)
- Kontaktfreudig (sozialer Aspekt der Gesellschaftsfähigkeit)
- hoher Frauenanteil (Unterscheidung von Mann und Frau in der
- wenig preissensitiv (Kaufentscheidung nicht abhängig von Vergünstigungen)

4.3 Persona-Konzept

Über den Erfolg oder das Scheitern des Produkts entscheidet letztendlich der Kunde. Daher ist es wichtig, den Kunden zu verstehen und die Produkte nach seinen Bedürfnissen zu entwickeln. Ein möglicher Ansatz bietet hier beispielweise das Persona-Konzept von Cooper. Dieses soll für einen besseren Zielgruppenüberblick, zur Inspiration und zur Erleichterung des Entscheidungsprozesses dienen. „Personas sind idealtypische Repräsentationen von Personengruppen des täglichen Lebens" (Uebernickel, Brenner, Pukall, Naef & Schindlholzer, 2015, S.125). Früher wurden diese eher im Marketingbereich benutzt, werden inzwischen aber vor allem in der Entwicklung von Produkten im Technologie- und Softwarebereich verwendet. Eine Persona ist eine vereinfachte Darstellung einer Personengruppe, die zwar auch unterschiedliche Eigenschaften vorweist, jedoch in bestimmten, vorher festgelegten Parametern gleiche Ausprägungen aufweist. Mit Hilfe von unterschiedlichen Techniken, unter anderem Befragungen und Beobachtungen, werden diese stellvertretend für eine ganze Gruppe dargestellt und dienen der Segmentierung nach bestimmten Merkmalen in den Phasen der Produkt- Dienstleistungs- und Geschäftsmodellerstellung. Dabei unterscheiden sich die Personas in zwei Arten, die Real Size Persona und die Scientific Persona. Bei der Real Size Persona werden größtenteils oberflächliche Charakteristika verwendet, bei der die Unterteilung nur grob und zum Zwecke des ersten Eindruckes dient. Die Scientific Persona dagegen wird innerhalb einer längeren Periode mittels des Sieben-Schritte-Verfahrens von Cooper entwickelt. Dieses Verfahren wird in der folgenden Tabelle auf die Charakterisierung der Zielgruppe hinsichtlich der Produktidee angewendet und dargestellt.

Persona-Konzept Sieben-Schritte-Verfahren nach Cooper	
Schritte/Verfahren	Anwendung auf Zielgruppe der Produktidee
Schritt 1: Grundannahmen: Zusammenfassung von Aspekten einer Gruppe (Bsp.: Beobachtungen, Interviews).	Die Grundannahmen der Zielgruppe „Genießer" wurde zuvor nach der Typolisierung nach Häusel zusammengefasst (siehe Kapitel 4.2). Nach einem Bericht der tmv (tmv.de) heißt es außerdem, dass Genießer vor allem interessiert an allem sind, was sinnlich-ästhetisch ist. Dabei spielen das Streben

	nach Ruhe, Ausklang, Ausgleich und Erlebnisse eine wichtige Rolle. Zudem seien sie ein sehr kaufkräftiges Klientel.
Schritt 2: Mapping: Die Personen werden den unterschiedlichen Kriterien zugeordnet.	Dabei geht es vor allem darum, herauszufinden, welche Personenkreise hauptächlich den Kriterien entsprechen. Beispielsweise: -junge aktive Frauen sind am ehesten kontaktfreudig und offen für Sinnlichkeiten. -bewusstlebende Menschen, die Harmonie lieben. -Menschen, die einen hohen Wert an ihren eigenen Lifestyle legen und wissen, dass sie auch Ruhephasen benötigen.
Schritt 3: Muster: Durch das Mapping entstehen Muster und diese bilden die ersten Personas.	z.B. - Frauen, die hart arbeiten/wenig Freizeit haben und einen Ausgleich suchen . - Menschen, die ein großes Harmoniebedürfnis hegen. - Vielverdiener mit hohem Verlangen nach Sinnlichkeit. -Menschen, die Tiere halten oder Kleinkinder haben, bei denen es zu unangenehmen Gerüchen kommen kann, aber trotzdem wollen, dass es Zuhause gut riecht. -Vielarbeiter, die sich Auszeiten nehmen und sich nach der Arbeit nur noch entspannen wollen.
Schritt 4: Synthese: Jeder Aspekt aus den Schritten vorher wird mit weiteren Attributen ergänzt (Bsp. Affinität zu sozialen Netzwerken).	-hohe Affinität zur Digitalisierung (Smartphone o-Ä., WLAN Netzwerk, Bedienbarkeit muss vorhanden sein). -eigene vier Wände müssen vorhanden sein. -das Budget/Kaufkraft muss vorhanden sein. -der Wunsch nach Entspannung und entspannen können über den olfaktorischen Kanal muss vorhanden sein. → daher eher junge und mittelalte Personen (18-60 Jahren) → daher ist die Zielgruppe sehr wahrscheinlich in den sozialen Netzwerken vorzufinden.

	-allerdings könnte das Produkt auch durchaus Platz finden in Einrichtungen für ältere Menschen, in denen sich das Personal um die technischen Voraussetzungen kümmert. -Jegliche Einrichtungen, in denen ein ganz besonderer Fokus auf die psychische Gesundheit gelegt wird (z.b. Kureinrichtungen/Psychologische Praxen).
Schritt 5: Vollständigkeit und Unterscheidbarkeit: Überprüfung der korrekten Einteilung und der Vollständigkeit, eventuelle Aufbesserungen können hier stattfinden.	Hier sollte man aufteilen darin, welche Menschen diesen Bedarf haben könnten und unterscheiden zwischen dem Anteil der Zielgruppe, die den Erwerb dieses Produktes selbstständig in Erwägung zieht/dem es vorgeschlagen wird oder aber, der es durch Einrichtungen als Therapie angeboten wird.
Schritt 6: Narrative: Erstellung von ausformulierten Beschreibungen der Personas (u.a. mit Tagesabläufen, persönlichen Charaktereigenschaften, Einstellungen).	Eine ausformulierte Beschreibung einer primären Persona der Hauptzielgruppe folgt nach dieser Tabellendarstellung.
Schritt 7: Persona-Typ: Aufstellung der fertigen Personas nach Priorität. -Primäre Persona: die Hauptzielgruppe/Hauptzielgruppen. -Customer Persona: Zeigen die Anforderungen der Personengruppe auf. -Negative Persona: Nicht-Nutzer des Produkts/der Dienstleistung.	<u>Primäre Persona:</u> Menschen im Alter von etwa 18-60 Jahren (vor allem aber Frauen) mit der Affinität zur Digitalisierung und sicheren Handhabung von digitalen Endgeräten. <u>Customer Persona:</u> Fantasie- und genussoffene Lebensführung, kontaktfreudig, wenig preissensitiv, starkes Verlangen nach Produkten, die Genuss, Erlebnis, Sinnlichkeit, Sicherheit, Geborgenheit, Leichtigkeit, Genuss und Hingabe vermitteln. <u>Negative Persona:</u> Menschen, die keinen Wert auf Sinnlichkeit und Genuss legen bzw. keine Affinität dazu verspüren/ emotional arme Menschen. Menschen, die nicht über Kaufkraft verfügen.

Tab.4: Sieben-Schritte-Verfahren nach Cooper (eigene Darstellung)

<u>Beschreibung einer primären Persona der Hauptzielgruppe für die Raumdufttherapie</u>

Lena, 32 Jahre alt, alleinstehend, Geschäftsführerin eines Unternehmen im Bereich der Wohnungsraum(be)schaffung für sozialschwache Menschen. Sie lebt mit ihrem Hund in einer großen Penthousewohnung mitten in der Altstadt von Frankfurt. Ihre Freizeit verbringt sie am liebsten mit Freunden und ihrem Hund in der Natur. Zudem ist Sport Teil ihrer größten Leidenschaft, nicht zuletzt, um ihre körperliche und geistige Fitness auf einem hohen Niveau zu halten, damit sie ihre alltäglichen Aufgaben zufriedenstellend und ausgleichend meistern kann. Während ihres Trainings sowie vor dem Schlafen gehen hört sie über die Spotify-App ihre Workout- bzw. Entspannungs-Playlisten. Ihre Musik und ihre per Smartwatch aufgeziechneten Sporteinheiten teilt sie öffentlich auf verschiedenen Plattformen mit Freunden und Bekannten. In ihren Urlauben fährt sie gerne ans Meer oder/und in ferne Länder, um die verschiedenen Kulturen kennenzulernen und achtet dabei auf angenehme, wechselnde Unterkünfte, die ihr sowohl Entspannung als auch Erlebnis bieten. In den Sommermonaten fährt sie an den Wochenenden gerne mit ihren Freunden Motorrad und schaut sich fremde Städte an, wohlwissentlich dass es ihrem Hund bei ihren Eltern gut geht. Sie ernährt sich abwechslungsreich und legt großen Wert auf Bioqualität ihrer Lebensmittel. Zudem ist es für sie unabdingbar, sich die Zeit für eine warme Mahlzeit am Abend zu nehmen. Im Sommer tut sie dies am liebsten in Gesellschaft unter freiem Himmel und einem Glässchen ihres Lieblingsweines. Ihre täglichen Infos erhält sie aus dem Radio, wenn sie zu ihren Terminen eilt. So wurde sie auf das Produkt der Raumdufttherapie aufmerksam und kaufte das Produkt mit unterzeichneter Zufriedenheitsgarantie.

4.4 Jobs to be done

Nach Christensen, Hall, Dillon & Duncan D. S. (2016) stellt, ein neues erfolgreiches Produkt auf den Markt zu bringen, immer eine Herausforderung dar. Die klassische Segmentierung hilft dabei, den Bedürfnissen bestimmter Konsumentengruppen gerecht zu werden. Das Wissen der Unternehmen über ihre Konsumenten ist inzwischen so hoch durch die vielen Rabattaktionen, Treuepunktsysteme und Gratis-Testproben, dass die Kundendaten in Massen verarbeitet und analysiert werden können. Laut Brandes (2014, S.50) ist es in der heutigen Zeit durch den immer größer werdenden Sättigungseffekt, der Produktvielfalt und der Differnzierung nötig, über die Standards hinauszudenken. „Mit dem „Jobs-to-be-done"-Konzept wird ein anderer Blickwinkel eingenommen, der einen tieferen Blick auf das „Problem" des Kunden ermöglicht" (Furr & Dyer, 2014, S.92). Das Konzept nach Christensen (2010) empfiehlt, sich auf die eigentlich zu lösende Aufgabe („Job") zu konzentrieren, die im Leben der Konsumenten auftaucht, und nicht auf die

Gemeinsamkeit der Konsumenten. Die Herausforderung hierbei ist das Verständnis dafür zu entwickeln, was der Kosument eigentlich möchte, und damit seine Sicht einzunehmen und auf diesen Impuls zu reagieren. Dabei ist es wichtig, folgende Aspekte zu beachten, die unterschiedlich je nach Produkt gewichtet werden können:

- Die Funktion (die eigentliche Aufgabe, Bsp. Einen Projektplan aufstellen)
- Soziale Seite (Prestige und Status in der Gesellschaft, Bsp. Kompetenz im Beruf)
- Emotionale Seite (Bsp. Sicherheit am Arbeitsplatz).

Entscheidend ist, dass jede dieser Seiten verstanden und in die Ideenentwicklung einbezogen wird. So kann ein Produkt entwickelt werden, das genau den Anforderungen des Konsumenten entspricht und das er zur Lösung der gesetzten Aufgabe bevorzugt kaufen wird. Eine Möglichkeit, den Kunden und seine Bedürfnisse besser zu verstehen, stellen die Triggerfragen nach Osterwalder dar.

Triggerfragen nach Osterwalder	
Triggerfragen	**Mögliche Ansätze zur Lösung hinsichtlich Produktidee**
1.Ohne die Durchführung welcher Aufgabe könnte Ihr Kunde nicht leben? Was könnte Ihrem Kunden helfen, dieses entscheidende Ziel zu erreichen?	-Arbeit als Mittel zur Finanzierung des Lebensstils und einer Ausübung die einen persönlichen Sinn ergibt. -Sport als Ausgleich für Kopf und Seele. -Musik als Ausgleich für Kopf und Seele. -Offenheit und Wille, Neues zu entdecken und die Sinneskanäle dafür frei zu stellen (Hang zu Spiritualität und Harmonie, Sauberkeit). -Pflege des sozialen Umfeldes.
2.Welches Umfeld umgibt Ihre Kunden? Wie verändern sich das Verhalten und die Ziele in Abhängigkeit des Umfelds?	-Menschen, die sehr aktiv sind und über wenig Freizeit verfügen. -starkes soziales Umfeld und dadurch große Wahrscheinlichkeit zum Austausch und Bewertung von Produkten und Dienstleistungen. -mögliche Erzeugung von Statussymbolen. -Menschen, die nach Wohlgefühl streben und anderen gerne zeigen, dass es ihnen mit ihrem Leben gut geht.
3.Was muss Ihr Kunde in der Zusammenarbeit mit anderen erreichen?	-Problemlösungen schaffen. -Wohlgefühl für sich und andere schaffen. -Harmonie- und gesundheitsfördernde Tätigkeiten ausführen.

	-auch Überzeugungsarbeit möglich.
4.Welche Aufgaben versuchen Ihre Kunden in ihrem Arbeits- oder Privatleben zu bewerkstelligen? Welche funktionellen Probleme versuchen Ihre Kunden zu lösen?	-sie suchen nach Problemlösungen, die eine gewisse "Leichtigkeit" mit sich bringen. -sie suchen nach Produkten, die den Alltag erleichtern und schöner machen (Hingabe). -sie suchen nach automatisierten Dingen, für die sie nicht viel oder keine Zeit/Gedanken aufwenden müssen, um beispielsweise das Ziel von Wohlgefühl zu erreichen. -immer wiederkehrende schlechte Gerüche durch bspw. Kinder, Hunde, Kochen etc. in der Wohnung stören, sind unangenehm für die eigene Person als auch für andere/ es gilt dies zu beseitigen mit niedrigstem Aufwand. -sie suchen nach Erlebnissen und positiven Eindrücken/Heilungsprozesse über ihre Sinneskanäle -sie suchen nach der Möglichkeit der Entspannung und Ruhe.
5.Können Sie mögliche Probleme nennen, von denen Ihr Kunde nicht einmal weiß?	-schlechte Stimmung durch unterbewusstes Unwohlsein. -nicht entspannen können. -ungenügende Zeit für Entspannung und positiven Einflüssen und dadurch erhöhter Stresslevel, bis hin zum Burnout.
6.Welche emotionalen Bedürfnisse versucht Ihr Kunde zu befriedigen? Welche Jobs geben dem Nutzer das Gefühl der innerlichen Befriedigung, sobald sie erledigt sind?	-Emotionale Bedürfnisse: genießen können/dürfen, sich geborgen und sicher fühlen, Sinnlichkeit, Fantasie/Träume und Hingabe erleben, sich in Harmonie und Leichtigkeit wiederfinden, Austausch in einem festen sozialen Umfeld genießen können, Entdecken und Freude erleben. -alle Jobs, die in Ihnen Wohlwollen, Akzeptanz, Respekt, einen persönlichen Sinn und Problemlösungen bieten (z.B. Jobs, die vermitteln, gebraucht zu werden, vor allem Leitungspositionen, soziale Berufe in denen die Pflege und die Gesundheit anderer Menschen im Fokus steht, aber auch Jobs, in denen Fantasie und Erlebnis gefragt ist z.B. in der Architektur).
7.Wie möchte Ihr Kunde von anderen wahrgenommen werden? Was kann Ihr Kunde selbst tun, um genau so wahrgenommen zu werden?	-der Kunde möchte wahrgenommen werden und ist daher sehr kontaktfreudig, möchte für sein Handeln geschätzt werden, erledigt "Pflichten" sehr gewissenhaft, ist aber Neuem gegenüber aufgeschlossen und lässt neue Erfahrungen und Erlebnisse gerne zu mit dem Ziel des Genusses. Dementsprechend wird er oft als Freigeist und Lebemensch wahrgenommen.

	-Der Kunde kann dies durch Aufgeschlossenheit, Kritikfä- higkeit, vielen Interessen und Offenheit vermitteln.
8.Wie möchte sich Ihr Kunde fühlen? Was muss Ihr Kunde tun, um sich so zu fühlen?	-Der Kunde möchte sich gut aufgehoben fühlen, verstanden, wohl, akzeptiert, sicher, geborgen, leicht und erfüllt in sei- nem Genuss- und Erlebniserleben. -Der Kunde muss sich trotz vielen Pflichtaufgaben Zeit neh- men für seine Bedürfnisse und sich auch für seine Ziele und Träume interessieren und sich damit beschäftigen.
9.Verfolgen Sie die Interaktion Ihres Kunden mit dem Produkt oder der Dienst- leistung innerhalb des ganzen Lebenszyk- lus. Welche unterstützenden Aufgaben tauchen innerhalb des Lebenszyklus auf? Wechselt der Nutzer seine Rolle inner- halb dieses Verlaufs?	-Unterstützung bei der Erfüllung von den emotionalen Be- dürfnissen (siehe Triggerfrage 6). -Unterstützung zum Ausgleich im Alltag. -es besteht die Annahme, dass sich Menschen innerhalb ih- res Lebens mit ihren Bedürfnissen verändern. Das birgt die Gefahr, dass der Kunde dieses Produkt als "nicht mehr" not- wendig betrachtet. Dabei ist aber zu beachten, dass es wie- derum auch dazu führen kann, dass Menschen, die sich au- ßerhalb der Zielgruppe befinden, sich aber dahin entwickeln und das Produkt als Bedürfnis für sich entdecken.

Tab.5: Triggerfragen nach Osterwalder (eigene Darstellung nach Osterwalder et al., 2015, S.13)

Es bietet sich an, diese theoretischen Erkenntnisse mit dem „Smoke"-Test zu verifizieren. Das bedeutet, es werden eine Website, Werbung, Telefonnummern, weitere Vermark-tungs- und PR-Tools oder andere Kanäle entwickelt. Dabei bietet man die Möglichkeit, nach dem Drücken eines Knopfes weitere Informationen zu dem Produkt zu erhalten oder einen Kauf zu tätigen. Die PR-Tools werden dem Kosumenten so nah wie möglich ge-bracht, um sie aufmerksam zu machen. Sobald die Konsumenten also auf den Knopf drü-cken, zeigen sie weiterführendes Interesse am Problem und die Antwortquote ist für "uns" als Entwickler sichtbar. Die Quote von Fünf oder mehr Prozent deutet daraufhin, dass das richtige Problem (Job to be done) identifiziert wurde.

Bei der Umsetzung des Jobs-to-be-done-Konzepts auf die Produktidee der Raumduftthe-rapie sehe ich kein Problem. Es ist ein gutes Mittel, um sehr umfangreich und aus ver-schiedenen Blickwinkeln eine Problemlösung zu entwickeln. Wichtig zu erwähnen wäre noch, dass es unabdingbar ist, eine Marke für dieses Produkt aufzubauen, damit es die Kunden auch "gezielt" wahrnehmen. Mit dem Aufbau einer Marke beschäftigt sich das siebte Kapitel.

5 HAKENMODELL

Im folgenden Kapitel wird die Idee mittels Hakenmodell nach Eyal (Abbildung 6) dargestellt. Dabei wird sich mit der Frage, ob das Produkt einen Erfolg als Alltagsprodukt haben kann, beschäftigt.

HAKENMODELL

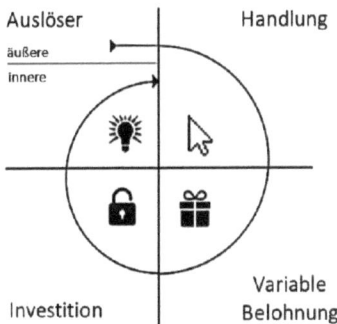

Abb.6: Hakenmodell nach Eyal (modifiziert nach Eyal, 2014, S.13)

Das Modell lässt sich in vier Schritten mit Hilfe der folgenden Tabelle erläutern.

Die vier Phasen des Hakenmodells nach Eyal	
1.Auslöser	**2.Handlung**
Durch innere und äußere Einflüsse/Emotionen (vor allem negative), die zur Handlung dessen Beseitigung auffordern.	Erfolgt durch Fähigkeit und Motivation.
3.Variable Belohnung	**4.Investition**
Unterteilt in drei Arten: **Stamm, Jagd & Selbst**. Diese sprechen die soziale, materielle, informative & Kompetenzseite an. Dabei ist die **begrenzte Variabilität** eine Bedrohung für viele Produkte, da sie den Konsumenten nach einer Zeit nicht genügend ansprechen. **Konstante variable Belohnungen**, die die Bedürfnisse ansprechen und befriedigen, wirken sich auf Verhalten mit wiederholtem "verwenden/nutzen wollen" aus.	Künftige Belohnungen, die mit der Arbeit, Zeit und Mühe verbunden sind, die man in das Produkt investiert hat. Je mehr, desto größer ist die Wahrscheinlichkeit, dass man das Hakenmodell nochmals durchläuft bis es zur Gewohnheit geworden ist. Ziel: Kunden süchtig nach dem Produkt machen.

Tab.6: Die vier Phasen des Hakenmodells nach Eyal (eigene Darstellung)

Folglich wird das Hakenmodell auf die Raumdufttherapie-Idee angewendet.

Hakenmodell von Raumdufttherapie	
Auslöser	**Handlung**
Mögliche äußere Auslöser: durch Werbung (Radio, TV, Zeitschriften, Pop-Ups im Internet, soziale Plattformen) & Verdienstauslöser (Überzeugung der ersten Nutzen, Rezensionen, Mundpropaganda). Mögliche innere Auslöser: Stressbewältigung, Bekämpfung von schlechten Gerüchen, Wunsch nach Genuss, Erlebnis, Sinnlichkeit und Beruhigung.	Recherche durch Motivation und der Fähigkeit des Erkennens des "Problems" (innere Auslöser). Erfolgt durch teils zufälliges Miterleben von Werbung (äußere Auslöser).
Variable Belohnung	**Investition**
Persönliche Erfüllung des Selbst. Bedürfnis nach mehr gegeben, denn die Problemlösung soll ja erhalten bleiben (neue Produkte, neue Software, Updates, neue Düfte).	Finanzielle Mittel zur Erstanschaffung und zum Kauf von weiteren Nachfüllprodukten, Verlass auf Genuss, Zeit.

Tab.7: Hakenmodell von Innovationsidee „Raumdufttherapie" (eigene Darstellung)

Das Produkt hat ein sehr großes Potenzial als Gewohnheitsprodukt. Die möglichen Auslöser für das Bedürfnis nach diesem Produkt ist so breit gefächert, dass es eine große Menschengruppe ansprechen wird. Zudem wird dieses Produkt zu großer Wahrscheinlichkeit täglich genutzt. Dies kann, wenn gewünscht, ganz automatisch erfolgen und benötigt keinen Gedanken- oder Zeitaufwand. Zudem ließe sich durch die verwendete Software das Kundenverhalten analysieren. Das heißt, es bestehen immer weitere Möglichkeiten, das Produkt zuzüglich der Software zu optimieren, anzupassen, noch anwendungsfreundlicher zu gestalten und neue Dinge anzubieten.

6 LEAN STARTUP

Das sechste Kapitel beschäftigt sich mit der Lean Startup-Methode und damit mit der Umsetzung der Geschäftsidee. Es gilt mittels dieser Methode die Akzeptanz und den Erfolg des Produktes grob zu überprüfen. Dafür werden im folgenden zwei Hypothesen aufgestellt und Möglichkeiten beschrieben, wie der Erfolg der Idee frühzeitig getestet werden kann.

Hypothese 1

„Das Produkt ist für die potenziellen Kunden im Vergleich zu herkömmlichen einfachen "Duftspendern" die entscheidend bessere Variante zur Problemlösung" und bietet den entsprechenden Mehrwert.

→Testmöglichkeit über Split-Test-Verfahren (Abbildung 7), bei dem zwei oder mehrere Optionen beispielweise über eine "Landing Page" gegenübergestellt werden.

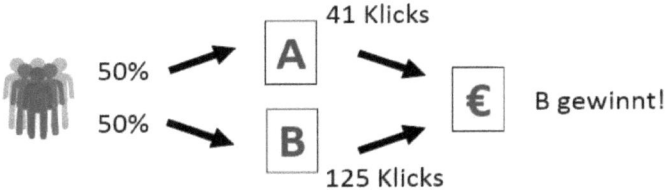

Abb.7: Split-Test-Verfahren (eigene Darstellung)

Begründung:

Der Test bietet einen direkten Vergleich zu alternativen Wertangeboten der Kunden und bietet Einsicht auf das Kundeninteresse. Bei dieser Kundenbeobachtung erhält man weitere Erkenntnisse über Aufgaben, Probleme und Gewinne und kann dementsprechend den Erfolg des Produkts grob überprüfen und vor dem Einsatz von hohen finanziellen Mitteln entsprechend agieren.

Hypothese 2

„Das Produkt spricht den Kunden an, weckt Interesse und die Intention zum Kauf (und sind darüber hinaus bereit, einen Preis von X zu bezahlen".

→Testmöglichkeit über Simulations- oder/und Vorverkäufe, bei denen ein sicheres Kundeninteresse getestet wird (ebenfalls möglich über "Landing-Page" oder "Ad und Link Tracking".

Simulationsverkäufe: Durchführung eines Simulationsverkaufs bevor das Wertangebot überhaupt existiert.

| JETZT KAUFEN | JETZT KAUFEN (300€) | JETZT KAUFEN (500€) |

Vorabverkäufe: Die Kunden gehen eine Kaufverpflichtung ein und sind sich der Tatsache bewusst, dass das Wertangebot derzeit noch nicht vorhanden ist.

| JETZT VORBESTELLEN |

Begründung:

Die Simulationsverkäufe bieten eine gute und sichere Möglichkeit, um herauszufinden, ob ein ausreichendes Kaufinteresse am Produkt besteht. Zudem wird beobachtet und herausgefiltert, welchen Preis die Kunden für die Raumdufttherapie im Durchschnitt bereit wären zu zahlen. Die Vorabverkäufe testen außerdem frühzeitig, ob das Interesse so groß ist, dass die Kunden gar bereit wären, das Produkt vorzubestellen. Der Klick auf den Button "Jetzt vorbestellen" bedeutet, dass bereits ein emotionaler Wunsch nach diesem Produkt geweckt wurde.

7 MARKENMANAGEMENT

Das letzte Kapitel beschäftigt sich mit der Entwicklung einer Marke für die Raumdufttherapie. Dafür erfolgt ein Corporate Design plus Slogan (Abbildung 8) nach den Erkenntnissen der Konsumentenforschung, des Neuromarketings und des Markenmanagements. Abschließend werden drei Strategien zur Steigerung des Wissens über die eigene Marke entwickelt.

7.1 Markenentwicklung

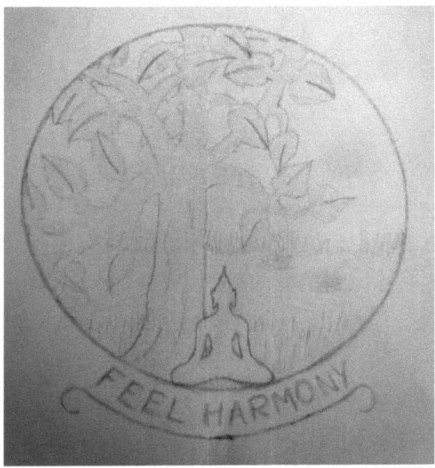

Abb.8: Corporate Design plus Slogan für die Raumdufttherapie (eigene Darstellung)

Begründung Vorgehensweise

- Wirkung von Marken ist grundsätzlich implizierter Natur.
- Marken hinterlassen Spuren und wiederholt auftauchende Muster im Gehirn.
- Präferierte Marken können Konsumenten emotional und damit schneller erreichen (kortikale Entlastung) und zu einem festen Bestandteil ihres Emotions- und Wertesystems werden.
- Nach Winkelmann (2010, S.527) ist der Markenwert (Brand Equity) die Gesamtheit aller positiven und negativen Vorstellungen, die im Konsumenten ganz oder teilweise aktiviert werden, wenn er das Markenzeichen wahrnimmt.
- Es muss eine Beziehung zwischen der Marke und den Eigenschaften bestehen.

Erläuterung der Symbolik des Logos:

(Lebens-)Baum: Vermittelt Bezug zur Natur (Freiheit & Reinheit), zu Wachstum (Veränderungen) und die Verbindung zwischen Himmel, Erde und Unterwelt (Einklang verschiedener Ebenen in Bezug auf den Alltag).

Buddha: Vermittelt Entspannung/Genuss, Spiritualität, Sinnlichkeit, Sicherheit, Erlebnis und Hingabe.

Sonne: Vermittelt Wärme, Geborgenheit, Genuss, Leichtigkeit und Wohlgefühl.

Wasser: Vermittelt Reinheit, Tiefe und Bezug zur Natur.

<u>Wasserlilie:</u> Vermittelt Bezug zur Weiblichkeit, Reinheit und Liebe.

<u>Slogan:</u> „Feel Harmony" als Aufforderung, sich auf die Emotionen, die das Produkt auslöst, einzulassen.

7.2 Aufbau starker Marken

Das Ziel des Aufbaus einer starken Marke ist es, den Wert dessen in den Köpfen der Konsumenten zu verankern. Das Markenwissen ist dabei der Schlüssel zum Markenerfolg. Folgende Strategien können zur Steigerung des Wissens über die Marke beitragen:

- Strategie über erlebte oder gehörte Gebrauchs- oder Verbrauchserfahrung (schafft Vertrauen, löst Gefühle aus, die Ansprache mehrerer Sinne kann Nervenzellen im Gehirn zehn bis zwölfmal stärker feuern →multisensorische Verstärkung).

- Strategie über Steigerung der Markenbekanntheit mit Hilfe von "Branded Entertainment" (Investierung ins Mediengeschäft, Nutzer werden online über Videos, Mini-Serien oder Dokumentarfilme erreicht, Ziel: Image und Themenschwerpunkte der Marke unterstützen).

- Strategie über Sicherheit und Garantien (beispielsweise geben "Zufriedenheitsgarantien" das Sicherheitsgefühl, man könne mit dem Produkt nicht falsch machen oder verlieren.

8 Literaturverzeichnis

9 Abbildungs- und Tabellenverzeichnis

9.1 Abbildungsverzeichnis

9.2 Tabellenverzeichnis

BEI GRIN MACHT SICH IHR WISSEN BEZAHLT

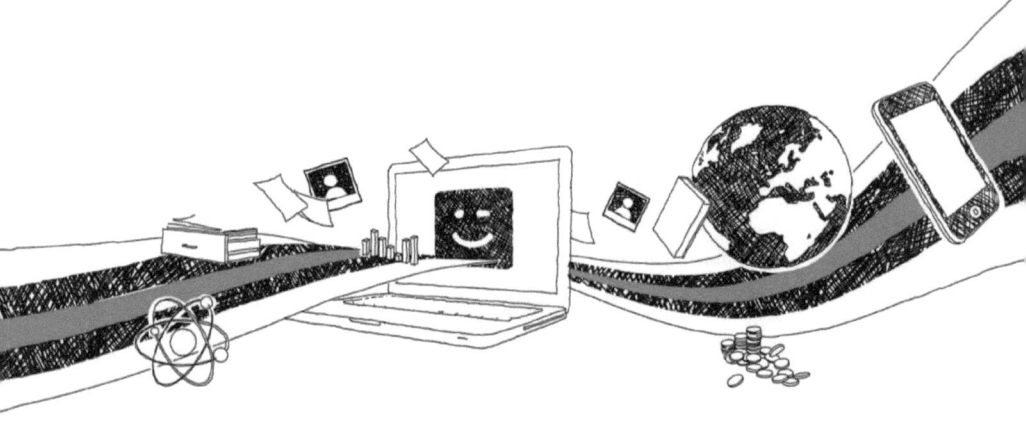

- Wir veröffentlichen Ihre Hausarbeit,
  Bachelor- und Masterarbeit

- Ihr eigenes eBook und Buch -
  weltweit in allen wichtigen Shops

- Verdienen Sie an jedem Verkauf

Jetzt bei www.GRIN.com hochladen
und kostenlos publizieren